BEI GRIN MACHT SICH IHR WISSEN BEZAHLT

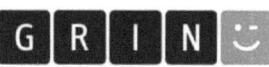

Bibliografische Information der Deutschen Nationalbibliothek:

Die Deutsche Bibliothek verzeichnet diese Publikation in der Deutschen National-bibliografie; detaillierte bibliografische Daten sind im Internet über http://dnb.d-nb.de/ abrufbar.

Impressum:

Copyright © 2019 GRIN Verlag
Druck und Bindung: Books on Demand GmbH, Norderstedt Germany
ISBN: 9783346134707

Dieses Buch bei GRIN:

https://www.grin.com/document/510020

Ingo Kaska

Suchterkrankungen und Prävention. Workaholic

GRIN Verlag

GRIN - Your knowledge has value

Der GRIN Verlag publiziert seit 1998 wissenschaftliche Arbeiten von Studenten, Hochschullehrern und anderen Akademikern als eBook und gedrucktes Buch. Die Verlagswebsite www.grin.com ist die ideale Plattform zur Veröffentlichung von Hausarbeiten, Abschlussarbeiten, wissenschaftlichen Aufsätzen, Dissertationen und Fachbüchern.

Besuchen Sie uns im Internet:

http://www.grin.com/

http://www.facebook.com/grincom

http://www.twitter.com/grin_com

Staatlich anerkannte Fachkraft für Leitungsaufgaben in der Pflege (FLP)

Facharbeit

Suchterkrankungen und Prävention

-Workaholic-

Abgabe: 01.11.2019

I.   Inhaltsverzeichnis

II. Abkürzungsverzeichnis

PDL.   Pflegedienstleitung

WHO.   World Health Organisation

BGM.   Betriebliches Gesundheitsmanagement

KVP.   Kontinuierlicher Verbesserungsprozess

AAS.   Anonyme Arbeitssüchtige

III. Abbildungsverzeichnis

IV. Anhangsverzeichnis

1 Einleitung

Der Alltag im Gesundheitswesen, insbesondere der Altenpflege und Gesundheits- und Krankenpflege, ist durch den hohen Zuwachs an Pflegebedürftigen und dem Mangel an Pflegekräften eine hohe Belastung für die, welche noch in der Pflege tätig sind und sich Tag für Tag im Schichtbetrieb um die Pflegebedürftigen kümmern. Dazu kommen das mangelhafte gesellschaftliche Ansehen der Pflege, sowie die Vielzahl an administrativen Aufgaben, welche trotz der Entbürokratisierung der Pflegedokumentation noch vorhanden sind. Diese hohe Belastung sorgt dafür, dass einige Pflegekräfte zu Stoffgebundenen Suchtmitteln, wie Alkohol, Cannabis oder auch Morphin greifen. Bei den Stoffungebundenen Suchtmitteln sind Spiel- und Sexsucht, aber auch eine hohe Internetpräsenz beliebt, um dem Alltag zu entgehen. Durch diese hohe Belastung kommt es auch vor, dass das Pflegepersonal auch psychisch so instabil sein kann, dass diese arbeitsunfähig werden. Da ist es der Pflegedienstleitung (PDL.) sicherlich recht, wenn es motivierte Pflegekräfte gibt, die ständig eine Schicht oder Zusatzaufgaben übernehmen. Denn in der westlichen Leistungsgesellschaft heißt es ja immer noch „Ohne Fleiß kein Preis" oder „Erst die Arbeit, dann das Vergnügen". Diese Sprichwörter sind zwar veraltet, haben aber immer noch Gültigkeit. Der Begriff „Work hard, party hard" drückt diesen Begriff zeitgemäß aus (vgl. Rademacher. 2017: S. 21). Außerdem werden den Deutschen ja die Tugenden Fleiß, Tüchtigkeit und Disziplin nachgesagt. Bei diesem Verhalten des Pflegepersonals kann es sich um eine Motivation handeln, um evtl. eine Prämie zu erhalten oder das Ansehen im Betrieb zu erhöhen. Es könnte aber auch eine Stoffungebundene Sucht sein, die sogenannte Arbeitssucht. Das Szenario, dass jemand süchtig nach Arbeit sein kann klingt ziemlich absurd, dabei gibt es nach Schätzungen ca. 200.000 bis 300.000 Arbeitssüchtige in Deutschland (vgl. Rademacher. 2017: S. 22). Wobei die Dunkelzahl, laut Experten, größer sein wird. Diese Zahlen machen deutlich, dass man als PDL diese Sucht auch in Betracht ziehen muss, wenn Pflegekräfte so ein Verhalten an den Tag legen. Denn gerade in Gesundheitsberufen ist die Gefahr, ein Workaholic er zu werden größer, als in anderen Berufen (vgl. Rademacher. 2017: S.16).

Der Autor wird sich zudem mit diesem heiklen Thema auseinandersetzen, da er persönliche Erfahrungen gemacht hat, als Arbeitskollege eines Betroffenen (während seiner Ausbildung zum staatlich anerkannten Altenpfleger). Dabei wurde die Sucht bzw. Abhängigkeit von den Kollegen nicht ernst genommen, sodass dieser in eine Klinik eingewiesen werden musste. Zum damaligen Zeitpunkt war dem Autor nicht bewusst, dass es sich dabei tatsächlich um eine Sucht handelt, wie jede andere Stoffgebundene oder Stoffungebundene Sucht. Stattdessen war er (der Autor) der Meinung, es sei „einfach" eine Überarbeitung. Zum jetzigen Zeitpunkt wo der Autor eine Führungsposition hat und damit auch eine Führsorgepflicht für seine Mitarbeiter, sieht er das Thema Workaholic mit anderen Augen. Der Autor möchte mit dieser Facharbeit dem Thema Arbeitssucht - auch bekannt unter dem Begriff Workaholic - einen Leitfaden geben, damit man als Führungskraft eine professionellere Sicht auf das Thema Workaholic bekommt. Und bei entsprechenden Anzeichen bei Mitarbeitern oder auch bei sich selbst zielführende Schritte einleiten kann. Denn nur, wenn man sein eigenes Arbeitsverhalten einschätzen kann, ist dieses auch bei anderen möglich.

2 Vorgehensweise

Zu Beginn wird sich der Autor zum besseren Verständnis mit dem Thema Workaholic theoretisch intensiv auseinandersetzen und dafür Fachliteratur in Print- sowie Internetform nutzen, um sich ausreichendes Wissen für den Praxisbezug anzueignen. Da der Autor in der Thematik Workaholic selbst keine ausreichenden Felderfahrungen aufweist, wird er versuchen, mit Experten schriftlichen und telefonischen Kontakt aufzunehmen. Durch diese Kontaktaufnahme erhofft sich der Autor, die erworbenen theoretischen Kenntnisse durch einen Austausch mit den Praxis-Experten zu verknüpfen. Der Autor wird anhand der gesammelten Informationen einen roten Faden erstellen, und diesen für die Anfertigung der Facharbeit nutzen.

„Früher arbeiteten die Menschen, um zu leben, heute leben die Menschen, um zu arbeiten" (Bertold, Brecht)

Mit diesem Zitat von Bertold Brecht, möchte der Autor die Facharbeit einleiten.

3 Erläuterung

Um einige Begriffe mit anderen Begriffen besser verknüpfen zu können, möchte der Autor einige Begriffe erläutern, welche in dieser Facharbeit häufig benannt werden.

3.1 Arbeit

Das deutsche Wort "Arbeit" kommt aus dem lateinischen Wort "arvum, ara" und bedeutet so viel wie "gepflügter Acker". In unserer Gesellschaft hat das Wort Arbeit allerdings zweierlei Bedeutung. Zum einen hat es die Bedeutung der Existenzgrundlage zur Befriedigung der physiologischen Bedürfnisse. Und zum zweiten, hat es die Bedeutung zur Befriedigung der ideellen Bedürfnisse. Aber auch die Tatsache, dass die Arbeit in unserer Gesellschaft darauf gerichtet ist, unser soziales Sicherungssystem am Laufen zu halten, ist eine weitere Sichtweise auf die Bedeutung des Wortes Arbeit.

3.2 Sucht

Es gibt zahlreiche Definitionen für Sucht. Die World Health Organisation (WHO.) definiert Sucht ziemlich punktgenau wie folgt als …

> *„Zustand periodischer oder chronischer Vergiftung hervorgerufen durch den wiederholten Gebrauch einer natürlichen oder synthetischen Droge Dabei sind diese Kriterien entscheidend:*

> - *Unbezwingbares Verlangen zur Einnahme und Beschaffung des Mittels*
> - *Tendenz zur Dosiersteigerung (Toleranzerhöhung)*
> - *Psychische und meist auch physische Abhängigkeit von der Wirkung der Droge*
> - *Schädlichkeit für den Einzelnen und oder die Gesellschaft*
> - *Verlust und Kontrolle über das eigene Verhalten"* (vgl. Poppelreuter. 1997: S. 24).

Der Begriff Sucht stammt vom Wort „Siechen" ab und ist ein mittelhochdeutsches Wort, was so viel wie „leiden an einer Krankheit" bedeutet. Die WHO hat dieses Wort 1964 durch „Abhängigkeit" ersetzt.

3.3 Prävention

Prävention, oder auch Prophylaxe, bedeutet Vorbeugen/Verhüten und ist vom lateinischen „pro" (bedeutet „vor") und vom griechischen „phylattein" („behüten, beschützen") abgeleitet. In der Medizin wird es als Sammelbegriff für alle Maßnahmen verwendet, die eine Krankheit verhindern oder ihr vorbeugen soll (vgl. Kamphausen. 2013: S. 12). Es werden drei Arten der Prävention unterschieden.

1. Primärprävention die darauf beruht die Ursachen von Krankheit zu bekämpfen wie z.B das Impfen.

2. Sekundärprävention, die darauf beruht, Krankheiten frühzeitig zu erkennen (z.b. durch Vorsorgeuntersuchungen.

3 Tertiärprävention, die darauf beruht, die Folgeschäden durch die Krankheit zu minimieren oder zu stoppen.

3.4 Leisure Stickness

Der Leisure Stickiness (deutsch: Freizeitkrankheit) ist ein Phänomen, bei dem die Betroffenen in der Freizeit, z.B Urlaub oder am Wochenende, Symptome wie Kopfschmerzen oder Erkältungsanzeichen aufweisen. Beim Workaholic können diese Symptome als Begleitsymptomatik auftreten (vgl. AOK Bundesverband. 2019: o.S).

4 Workaholic

Der amerikanische Psychologe Waye Edward Oates, prägte 1971 den Begriff „Workaholic" (vgl. Rademacher. 2017: S. 1). In Deutschland gab es erst in den 1980er Jahren die ersten Untersuchungen zur Arbeitssucht.

Der Begriff Workaholic, wurde 1986 in den Duden aufgenommen und der 5. Juli wurde sogar den Workaholic gewidmet. In Japan gibt es ein eigenes Wort für Workaholic. Es lautet „Karoshi" und bedeutet so viel wie „sich zu Tode arbeiten" (vgl. Heide. 2003: S.161). Aber was ist Arbeitssucht bzw. was bedeutet Workaholic?

Viele glauben, ein Workaholic ist eine Person, die viel arbeitet und eine Wochenarbeitszeit von über 60 Stunden hat. Das ist ein Mythos und stimmt nicht, da noch weitere Faktoren eine Rolle spielen, welche im späteren Verlauf erläutert werden. Denn nur weil eine Person viel arbeitet heißt es nicht, dass diese auch arbeitssüchtig ist (vgl. Rademacher. 2017: S. 9). Diese Überstunden können auch andere Gründe haben, wie z.B einen Kredit abzubezahlen oder die Urlaubskasse aufzubessern, aber auch die nächste Stufe der Karriereleiter zu erreichen kann ein Grund sein. Es liegt also ein Ziel vor Augen für den Grund der erhöhten Arbeitszeit. Sind diese Ziele erreicht, pendelt sich die Arbeitszeit auch wieder langsam in einen normalen Bereich ein (vgl. Rademacher. 2017: S. 5). Beim Workaholic hingegen ist die Leidenschaft unabhängig von konkreten Zielen. Bei der Arbeitssucht steht im Vordergrund die Selbstbestimmung und Sinnhaftigkeit der Arbeit. Aber auch der Stellenwert der Arbeit im Leben einer Person, sowie die Leidenschaft und das Interesse daran spielt eine Rolle. Es kann auch vorkommen, dass sich diese Bedürfnisse neben der Arbeit auch auf Freizeitaktivitäten ausdehnt wie z.B ein Ehrenamt. In der Bundesrepublik Deutschland ist durchschnittlich jeder 9te Arbeitnehmer arbeitssüchtig und jeder 7te Arbeitsnehmer dahingehend gefährdet. Die steigende Zahl an Selbsthilfegruppen für Arbeitssüchtige unterstreicht diesen Anstieg (vgl. Rademacher. 2017: S. 22).

4.1 Anzahl der Workaholic er in Deutschland

In der Bundesrepublik Deutschland gab es, wie schon beschrieben, in den 1980er Jahren die ersten Untersuchungen zum Thema Workaholic. Nur wurden diese am Anfang von den Medien als „Modekrankheit" abgetan (vgl. Rademacher. 2017: S. 2). Die folgende Tabelle zeigt aber, dass dieses (nicht mehr) der Fall ist.

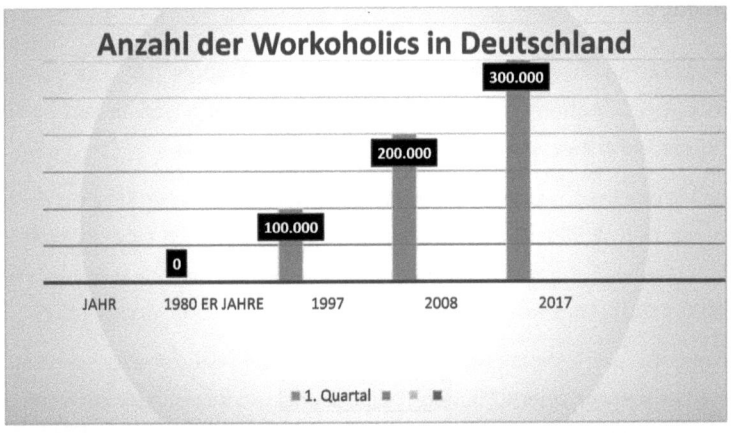

Abb. 01 Anzahl der Workaholic in Deutschland   (Eigene Darstellung)

Wie schon beschrieben, gab es in der Bundesrepublik Deutschland in den 1980er Jahren die ersten Untersuchungen zum Thema Arbeitssucht, leider aber ohne genaue Zahlen. Dr. Stefan Poppelreuter brachte 1997 mit „Arbeitssucht" ein Buch heraus, das sich mit diesem Thema beschäftigt. Prof. Ute Rademacher machte 2017 mit ihrem Buch „Arbeitssucht" deutlich, dass sich die Anzahl an Arbeitssüchtigen verdreifacht hat (wie man in Abb. 01 sehen kann). Das macht deutlich, dass die Intervention einer PDL. bei Anzeichen von Workaholic unverzüglich kommen muss. Die Dunkelzahl wird sicherlich viel größer sein, dass zeigt die Umfrage des Instituts für Demoskopie in Allensbach. Von diesem Institut wurde von 2015 bis 2019 eine Umfrage durchgeführt, in der sich die Beteiligten (ab dem 14. Lebensjahr) selbsteinschätzen sollten, ob sie sich als Workaholic einordnen oder nicht. In dieser Studie wurden pro Jahr ca. 25.000 Menschen befragt, und am Ende der Studie auf 70 Millionen Menschen hochgerechnet. Das Ergebnis zeigte, dass sich 2019 hochgerechnet 19,95 Millionen Menschen als Workaholic einordnen würden, dass sind mehr als 25% der Bevölkerung der Bundesrepublik Deutschland. (vgl. IfD Allersbach, 2019: o.S). Im Folgenden werden Möglichkeiten aufgezeigt, eine Person die von Workaholic betroffen ist von einem Nicht-Workaholic zu unterscheiden.

4.2   10 Anzeichen eines Workaholics

Wie schon beschrieben, gibt es zahlreiche Anzeichen mit deren Hilfe man einen Workaholic erkennen kann. Dabei spielt die Anzahl der geleisteten Arbeitsstunden, wie schon erwähnt, keine Rolle. Denn es gibt in zwei Studien von 1991 und 1992 keinen Unterschied zwischen Workaholic und engagierten Mitarbeitern, wenn es um die Arbeitsstunden geht (vgl. Rademacher. 2017: S. 11).

Die folgenden 10 Anzeichen geben einen Hinweis darauf, dass eine Person ein Workaholic sein könnte.

- **Auch in der Freizeit wird über den Job nachgedacht**

  Zuhause und bei Freunden wird immer über die Arbeit gesprochen. Sie ist der Mittelpunkt bei Gesprächen.

- **Man ist der Überzeugung, ständig arbeiten zu müssen**

  Im Urlaub und am Wochenende treten Unbehagen und Leisure Stickiness auf, da man nicht dem Arbeitgeber zur Verfügung steht.

- **Arbeit wird nicht an Andere abgegeben**

  Arbeit wird ungern an Andere abgegeben, da man der Meinung ist, dass man die Arbeit besser erledigen kann. Außerdem würde man durch diese Abgabe an andere Kontrollverlust erleiden.

- **Die Arbeitsbelastung setzt dem Körper zu**

  Die Betroffenen leiden unter Schlafproblemen, Kopfschmerzen oder Magenbeschwerden,

- **Es werden Koffein, Zigaretten und/oder Tabletten konsumiert**

  Es werden keine richtigen Pausen gemacht, sondern Koffein, Zigaretten oder Tabletten konsumiert, um der Arbeitsbelastung entgegenzuwirken,

- **Soziale Kontakte zu Freunden und Familie werden vernachlässigt**

  Die Betroffenen sagen kurzfristig Termine ab, da noch viel Arbeit zu erledigen ist und diese wichtiger erscheint, als die Termine mit Familie und Freunden,

- **Es werden hohe Ansprüche an sich selbst gestellt**

  Die Ansprüche an sich selbst sind sehr hoch, da der Zuspruch von außen sehr positiv ist. Die Betroffenen haben aber das Gefühl, dass die Arbeitsleistung nicht ausreicht. Darum hat der Personenkreis das Gefühl immer besser werden zu müssen,

- **Eine wichtige Währung sind Überstunden**

  Er (der Workaholic) arbeitet immer mehr als andere, früher als die Kollegin beendet er/sie die Arbeit nicht.

- **Es wird gearbeitet, um Schuld- oder Angstgefühle loszuwerden**

  Es wird gearbeitet, um Konflikten im Privatleben aus dem Weg zu gehen. Mit Erfolgen im Berufsleben sollen die Konflikte im Privatleben ausgeglichen werden,

- **Es wird immer mehr gearbeitet, um zufrieden zu sein.**

  Die Überstunden steigen immer weiter an, aber die Zufriedenheit nicht.

Es wird immer mehr gearbeitet, um Zufriedenheit zu erreichen. Damit beginnt ein Teufelskreislauf (vgl. Wirtschaftsforum. 2018: o.S).

Diese 10 Anzeichen können einen Hinweis darauf geben, dass die Person ein Workaholic ist. Aber sicher bestätigen kann man es damit immer noch nicht. Ein weiterer Hinweis könnte aber den Verdacht bestätigen. Denn Workaholic weisen alle Charakteristika einer Sucht auf (vgl. Rademacher. 2017: S.22).

4.3   Charakteristika einer Sucht beim Workaholic

Das Charakteristikum einer Sucht ist **Kontrollverlust,** beim Workaholic macht sich das bemerkbar, indem dieser ein unausweichliches Verlangen hat, viel arbeiten zu müssen und sich in der Arbeit zu verlieren. Die **Dosis wird immer mehr gesteigert**, also immer mehr gearbeitet, um ein positives Gefühl zu bekommen. Bei den **Entzugserscheinungen** treten beim Workaholic in der Zeit, in welcher nicht gearbeitet wird z.B Schuldgefühle oder Unwohlsein auf, auch in den Pausen. Die **Abstinenzunfähigkeit,** dabei kommen Workaholic auch krank zur Arbeit und arbeiten auch an Tagen wo eigentlich nicht gearbeitet wird. Die **Psychosozialen Störungen,** es werden Verpflichtungen außerhalb der Arbeit vernachlässigt, wobei Freunde, Familie sowie Hobbys darunter zu leiden haben. Bei **Psychoreaktiven Störungen,** wird der Arbeit auch dann nachgegangen, wenn diese schädliche Folgen für sich selbst oder Andere hat, auch wenn sie sich dessen theoretisch bewusst sind. (vgl. Rademacher. 2017: S.22).

Diese sechs Charakteristika haben bewusst Übereinstimmungen mit den 10 Anzeichen des Workaholics, lediglich die Abstinenzunfähigkeit und die Psychoreaktiven Störungen weisen keine Übereinstimmung auf, sondern sind Alleinstellungsmerkmale. Das Besondere ist aber, dass Workaholismus nicht als Sucht in den klinischen Klassifikationssystems ICD-10 aufgenommen wurde, obwohl die Charakteristika einer Sucht vorhanden sind. Der Grund liegt darin, dass die hohe Anzahl der Arbeit eine ersehnte Entspannung auslösen soll, damit man ein positives Gefühl hat. Bei anderen Zwangsstörungen empfinden die Betroffenen den Zwang als unangenehm. Zudem dienen zwanghafte Handlungen dazu, ein (objektiv betrachtet) unwahrscheinliches Ereignis zu verhindern (vgl. Rademacher. 2017: S. 21). Und: andere Zwangsstörungen werden auch nicht geplant, so wie es beim Workaholic der Fall ist, sondern sie treten spontan auf. Allerdings ist es möglich, dass Workaholismus aus einer zwanghaften Persönlichkeitsstörung resultiert.

Jedoch weisen Workaholic drei Kerneigenschaften auf, welche in späterem Verlauf noch benannt werden.

Aber sind diese Charaktereigenschaften immer schlecht für ein Unternehmen?

4.4 Gibt es gute und schlechte Arbeitssucht?

Gibt es tatsächlich gute und schlechte Arbeitssucht. Diese Frage stellte sich auch S. Steinmann in einer Studie und unterteilte die Arbeitssüchtigen in „konstruktive" und „destruktive" Arbeitssüchtige. Diese Unterteilung in konstruktive und destruktive Arbeitssucht ist eine betriebswirtschaftlich Perspektive. Denn nicht jeder hochengagierter Mitarbeiter ist den Unternehmen auch nützlich. Dabei ist das Ziel des konstruktiven Arbeitssüchtigen die Ziele des Unternehmens zu verfolgen, währenddessen der destruktive Arbeitssüchtige die Ziele behindert. (vgl. Rademacher. 2017: S.6). Dabei zeigte sich in der Studie, dass die konstruktiven Arbeitssüchtigen durch ihren Drang, immer mehr zu arbeiten, Organisationsformen untergraben. Auch das Delegieren von Arbeit fällt schwer und Reibungskonflikte werden gefördert, da sie Zusatzaufgaben erledigen, welche nicht in ihrem Aufgabengebiet liegen und somit werden Projekte unnötig verlängert. Was der konstruktive und destruktive Arbeitssüchtige aber gemeinsam haben ist, dass Beide ein schlechtes kommunikatives und betriebliches Klima erzeugen, da der Austausch im sozialen Bereich einen geringeren Wert als die Arbeit hat. Somit gibt es also keine gute und schlechte Arbeitssucht. Der Grund für dieses Verhalten soll in der frühkindlichen Entwicklung zu finden sein, da negative Erfahrungen in der Persönlichkeitsentwicklung dazu führen, diese in der Zukunft zu vermeiden. Das kann erreicht werden, indem die Betroffenen nach Liebe und Anerkennung suchen, welche in der Arbeit häufig zu finden sind. (vgl. Rademacher. 2017: S. 6). Es werden darauf 3 psychologische Profile von Arbeitssüchtigen unterschieden.

4.4.1 3 psychologische Profile von Arbeitssüchtigen

- Der nachgiebige und selbstverleugnende Typ zeichnet sich dadurch aus, dass dieser die eigenen Bedürfnisse zurück-, und die Bedürfnisse des Anderen in den Vordergrund stellt. Dabei ist dieser Typ davon abhängig, Bestätigung zu erhalten. Das Verhalten dieses Typen zeigt sich des Weiteren in Zurückhaltung, Rücksichtnahme und Unterordnung.

- Der aggressive und expandierende Typ versucht Ängste und Unsicherheiten durch macht-orientiertes Verhalten zu kompensieren. Dieser Typ hat im Gegensatz zu dem nachgiebigen und selbstverleugnenden Typ ein hohes Maß an Durchsetzungsvermögen und kompensiert dadurch seine Ängste und Unsicherheit.

- Der resignierte und distanzierte Typ vermeidet soziale Kontakte, um negative Erfahrungen zu vermeiden. Dieser Typ kennzeichnet sich durch Tendenz zur Freiheit aus (springt selten ein) und meidet Konflikte (vgl. Rademacher. 2017: S. 7).

Diese Erkenntnis von S. Steinmann lenkt die Ansätze der Arbeitssucht in die frühkindliche Erfahrung, währenddessen die Einstellung zur Arbeit von Machlowitz, M. beleuchtet wurde und durch die Arbeitsbezogenheit eine Rolle spielt. Darauf geht der Autor in dieser Facharbeit nicht weiter ein, da diese Arbeitsbezogenheit in der Arbeitssuchttriade (Abb. 02) von Spencer und Robbins wiedergegeben, und im späteren Verlauf erläutert wird. Neben den 3 psychologischen Profilen gibt es 4 Typen von Arbeitssüchtigen.

4.5 4 Typen der Arbeitssucht

Das Phänomen Arbeitssucht ist seit den 1980er Jahren in der Bundesrepublik Deutschland im Gespräch und zahlreiche Arbeitssuchtforscher teilen die Arbeitssüchtigen in unterschiedliche Typen ein. So werden in der Anfangszeit die Arbeitssüchtigen in folgende drei psychologische Profile eingeteilt: nachgiebiger und selbstverleugnender Typ, aggressiver und expandierender Typ, sowie der resignierte und distanzierte Typ (vgl. Rademacher. 2017: S. 7). Zur Zeit sind folgende vier Typen im Gespräch:

4.5.1 Der verbissene Typ

- Dieser Typ entspricht am ehesten dem Typ, den man sich unter einem Workaholic vorstellt. Dieser Typ ist entscheidungsstark und möchte um jeden Preis seine Meinung durchsetzen. Er gibt ungern Arbeit und Verantwortung ab, und strahlt nach außen auffallend Zufriedenheit aus.

4.5.2 Der überfordert-unflexible Typ

- Dieser Typ erhöht sein Arbeitspensum, weil er nicht überfordert werden möchte. Er ist nicht flexibel oder spontan,

4.5.3 Der überfordert-zwanghafte Typ

- Dieser Typ ist perfektionistisch und zeigt ein zwanghaft-ritualisiertes Verhalten. Er hat ein geringes Arbeitspensum und zeigt eine überdurchschnittliche Unzufriedenheit in seiner Arbeit.

4.5.4 Der entscheidungsunsichere Typ

- Dieser Typ zeigt wenig klassische Anzeichen einer Arbeitssucht. Er ist entscheidungsschwach und arbeitet viel in der Hoffnung, so leichter Entscheidungen treffen zu können (vgl. Poppelreuter; Mierke. 2018: S 89).

5 Erklärungsmodelle für die Ursachen von Workaholic

Die Ursachen von Workaholic, sind noch nicht bekannt. Einige Arbeitssuchtforscher gehen aber davon aus, dass die Erziehung eine Rolle spielt oder es sich sogar um eine genetische Disposition handelt. Allerdings sind diese nicht evidenzbasiert. Die Autoren Batthyany & Pritz haben aber Erklärungsmodelle, welche eine Sichtweise auf die Ursachen bieten.

5.1 Suchttheoretische Sichtweise

Bei dieser Sichtweise geht man davon aus, dass man sich durch viel Arbeit selbststimuliert und körpereigene Drogen ausgeschüttet werden. Durch diese körpereigene Drogen fühlt sich der Betroffene wohl und möchte diesen Zustand beibehalten. Bei Nichtarbeit treten Entzugserscheinungen auf.

5.2 Psychoanalytische Sichtweise

Bei dieser Sichtweise geht man davon aus, dass die Betroffenen keine Ich-Identität besitzen. Der enge Zusammenhang von Arbeit und der Ich-Identität spielt hierbei eine wichtige Rolle. Dabei versucht der Arbeitssüchtige durch eine permanente Steigerung des Arbeitspensums das Gefühl der Wertigkeit aufzubauen und eine Ich-Identität zu erlangen.

5.3 Lerntheoretische Ansätze

Bei diesem Ansatz geht man davon aus, dass das arbeitssüchtige Verhalten erlernt wird und dadurch positive oder negative Konsequenzen auftreten können.

5.4 Persönlichkeitstheoretische Sichtweise

Bei dieser Sichtweise wird versucht, die Persönlichkeitsmerkmale des Workaholics zu beschreiben. Dabei wird versucht, die ursächlichen Merkmale der Persönlichkeit für die Entstehung der Arbeitssucht auszumachen,

5.5 Kognitive Sichtweise

Bei dieser Sichtweise spielen die inneren Überzeugungen und die Wertesysteme des Betroffenen bei der Entstehung von Workaholic eine entscheidende Rolle. So nehmen z.b. Überzeugungen wie, „ohne Fleiß kein Preis", welche am Anfang der Facharbeit schon erwähnt wurden, Einfluss auf das Arbeitspensum.

5.6 Systemtheoretischer & familiendynamischer Ansatz

Arbeitssucht wird hier als Symptom im Zusammenhang mit einem gestörten Verhältnis in der familiären Umgebung gesehen bzw. verstanden. Dabei sind die Settings im engen Umfeld der Familie zu finden (vgl. Batthyany; Pritz. 2009: S 170-171).

6 Arbeitssuchttriade nach Spence und Robbins

Wie schon beschrieben, weisen Arbeitssüchtige drei Kerneigenschaften auf an denen man sie erkennt. Die Kerneigenschaften sind die erwähnte Arbeitsbezogenheit, Getriebenheit und der Spaß an der Arbeit. Im Vorfeld kann man aber schon einmal sagen, dass der Arbeitssüchtige seine Freizeit nach der Arbeit einplant. (vgl. Rademacher. 20017: S. 7).

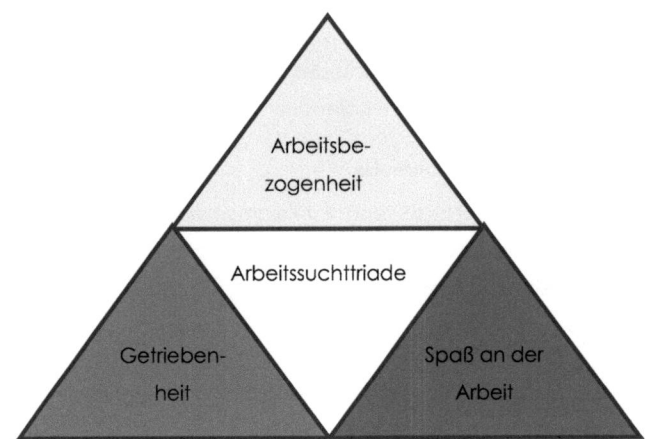

Abb. 02 Arbeitssuchttriade nach Spence und Robbins (Rademacher. 2017: S.8)

Das Modell (Arbeitssuchttriade) von Spencer und Robbins, bringt die drei Kerneigenschaften in einen systematischen Zusammenhang und macht deutlich, dass diese miteinander verbunden sind.

6.1.1 Getriebenheit

Die Arbeitssüchtigen haben einen inneren Druck und möchten deswegen ständig arbeiten, da sie dann immer aktiv sein können. Aus diesem Grund fällt es ihnen schwer, sich zu regenerieren und zur Ruhe zu kommen. Wenn die Betroffenen nichts zu tun haben, suchen sie sich Arbeit und wenn sie keine finden, wie z.B am Wochenende oder im Urlaub können diese auch nervös und aggressiv werden oder unter Schuldgefühle leiden (vgl. Rademacher. 2017: S.9). Also treten in diesem Fall als Charakteristika einer Sucht die Entzugserscheinungen auf.

6.1.2 Spaß an der Arbeit

Der Spaß an der Arbeit wird oft als Rechtfertigung von Arbeitssüchtigen genutzt, um ihr Arbeitsverhalten, sich zu verausgaben, zu erklären (vgl. Rademacher. 2017: S.9). Wie schon beschrieben haben die Arbeitssüchtigen Vergnügen daran zu arbeiten, da dadurch ihre Bedürfnisse befriedigt werden.

6.1.3 Arbeitsbezogenheit

Die Arbeitsbezogenheit und die Getriebenheit sind eng miteinander verbunden und fast nicht zu unterscheiden. Das Leben ist absolut auf die Arbeit ausgerichtet, ebenso das Denken und Planen bezieht sich auf die Arbeit. Die berufliche Tätigkeit nimmt einen hohen Stellenwert ein, auch wenn diese Stelle neu ausgeschrieben wird. „Arbeitssüchtige arbeiten um das Arbeiten willen und setzen ihre Prioritäten so, dass Aktivitäten Interessen und Energien immer auf die Arbeit bezogen werden" (Rademacher. 2017: S.9). Die Arbeitssuchttriade gibt einige Anhaltspunkte und stellt ausführlich die Zusammenhänge der Kerneigenschaften da. Der Arbeitssüchtige durchläuft aber auch unterschiedliche Phasen der Arbeitssucht. Es gibt unterschiedliche Phasenmodelle, welche die Arbeitssucht eingruppiert. Das Modell von Gerhard Mentzel veranschaulicht dieses ausführlich.

6.2 Phasenmodell der Arbeitssucht (Workaholic) nach Mentzel

Der Autor hat sich aus den vielen Phasenmodellen, die es gibt für das von Gerhard Mentzel entschieden, was keine Stigmatisierung für andere Modelle, wie z.B, das von Schleicher oder Schneider sein soll. Das Phasenmodell von Gerhard Mentzel zeigt auf, welche vier Phasen der Workaholic durchmacht bzw. welche Symptomatik in welcher Phase zu erkennen ist. Die erste Phase ist die **Einleitungsphase**, in dieser Phase, zeigen die Betroffenen Erschöpfungszustände bis hin zu leichten depressiven Verstimmungen. Es können auch unergründbare Ängste im psychischen Bereich auftreten. Im physischen Bereich können Kopfschmerzen, Magenbeschwerden, aber auch Kreislaufbeschwerden vorkommen. Da diese Beschwerden unspezifisch wahrgenommen werden, können diese sogar durch vermehrten Arbeitseinsatz verschwinden. Die zweite Phase ist die **kritische Phase**, hier verstärkt sich die leichte Depression und die Herzbeschwerden werden stärker. Es kann zur Hypertonie bis hin zum Myokardinfarkt kommen. Im Magendarmtrakt kommt es unter anderem auch zu Magengeschwüren. In dieser Phase kann die Symptomatik nicht mehr durch Arbeit überspielt werden, wie es in der Einleitungsphase der Fall sein kann, deswegen müssen die Symptome Intensiv behandelt werden, um Schaden zu verringern. In dieser Phase wird die Ursache nicht erkannt und somit auch nicht fachgerecht behandelt, was zu einer Chronifizierung des Leidens führen kann. In dieser Phase können anstelle von körperlichen Erkrankungen auch Suchtverschiebungen auftreten. Das kann sich darin äußern, dass die Betroffenen z.B vermehrt Rauchen oder Alkohol konsumieren oder an einem Waschzwang oder Sexsucht leiden. Die Regenerationsphase ist sehr gering. So arbeiten die Betroffenen in dieser Phase bis zu 70, 80 Stunden in der Woche. In der dritten Phase der **chronischen Phase,** hat die Arbeit den Workaholic voll im Griff. Es treten Entzugserscheinungen auf, wenn nicht gearbeitet wird. Diese Entzugserscheinungen zeigen sich physisch durch Schweißausbruch, sowie Tachykardie. Es treten aber auch physische Anzeichen wie Stimmungsschwankungen und Angstzustände auf. Es werden in dieser Phase Verpflichtungen im sozialen und familiären Bereich nicht mehr wahrgenommen. Es wird rund um die Uhr gearbeitet. In der vierten Phase, der Endphase, geht es wortwörtlich zu Ende. Die Leistungsfähigkeit ist irreparabel und die Konzentration, sowie der geistige und seelische Zustand lassen nach. Die Depression chronifiziert sich, bis hin zum Tod (vgl. Poppelreuter. 1997: S.115). Somit ist der japanische Begriff Karoshi, der schon benannt wurde, sehr zutreffend, wenn man bedenkt, dass es in der kritischen Phase zum Myokardinfarkt und in der Endphase zum Freitod kommen kann. Um diese Gefahr zu verringern gibt es zahlreiche Selbsttests in Form von Checklisten, wie z.B die „10 Anzeichen eines Workaholics", welche ja schon in dieser Facharbeit erläutert wurden. Es gibt auch Quellen, welche nur 7 Anzeichen eines Workaholics benennen, diese sind aber nicht evidenzbasiert. Eine weitere Möglichkeit eines Selbsttest wäre ein Fragebogen. Diese Fragebögen sind aber mit Bedacht zu beleuchten und müssen im Anschluss reflektiert werden.

6.3   Fragebögen zum Selbsttest „Bin ich ein Workaholic"

Ein Fragebogen zum Selbsttest, ob man ein Workaholic ist. Das klingt ziemlich einfach, aber so ist es in der Realität nicht wirklich. Wenn man die Begriffe Selbsttest und Arbeitssucht in eine Suchmaschine im Internet eingibt, taucht eine Vielzahl Seiten auf, wo man von unterschiedlichen Institutionen und bekannten namhaften Suchtforschern Fragebögen findet. Die wenigsten dieser Fragebögen zur Erhebung einer Arbeitssucht entsprechen aber den Minimalanforderungen eines psychologischen Messinstruments, welches zur Diagnose gewisser Verhaltensmuster zu stellen sind. (vgl. Poppelreuter. 1997: S.137). Diese Erkenntnis von Stefan Poppelreuter ist jetzt schon über 20 Jahre alt, aber aktueller denn je. Aber oft haben die Fragekataloge die Aufgabe die Person, welche den Selbsttest durchführt, in Kategorien einzuteilen. Somit dienen die Fragebögen als Kategorisierungshilfe, um eine Unterscheidung von Arbeitssüchtigen oder Arbeitssuchtgefährdeten bzw. auch Nichtarbeitssüchtigen zu machen. Dabei müssen Fragebögen, die ein bestimmtes Antwortmuster verfolgen, auch bestimmte Minimalanforderungen erfüllen, welche die wenigsten haben (vgl. Rademacher. 2017: S. 41). Auch wenn man bis zum heutigen Stand keinen Fragebogen hat, wo man eine Arbeitssucht bestätigen kann, ist eine Entwicklung zu erkennen. So weist der Fragebogen von Mentzel (Anh.1) von 1979, also am Anfang der Erforschung von Arbeitssucht, 25 Fragen auf. Mentzel geht davon aus, dass derjenige, der von den 25 Fragen fünf mit einem Ja beantwortet, zumindest suchtgefährdet, derjenige, welcher zehn Fragen mit Ja beantwortet, mit einer ziemlichen Sicherheit arbeitssüchtig ist. Im Jahr 2000, also über 30 Jahre später, entwickelte Robinson einen weiteren Test (Anh.2) zur Arbeitssucht. Auch dieser Test hat 25 Fragen, nur dass diese nicht mit Ja oder Nein beantwortet werden können, sondern in Kästchen Zahlen eingefügt werden müssen. Dabei steht 1 für „trifft nicht zu", 2 für „trifft manchmal zu", 3 für „trifft oft zu" und 4 für „trifft immer zu". Derjenige, welcher 67-100 Punkte erreicht, hat eine ausgeprägte Arbeitssucht. Ein Punktewert von 57-66 Punkte ist ein gemäßigter Workaholic, liegt der Punktewert unter 57 Punkten gilt man als nicht arbeitssüchtig.

6.3.1 Selbsttest zu den Fragebögen von Mentzel und Robinson

Der Autor, hat sich mit den beiden Fragebögen von Mentzel und Robinson intensiv auseinandergesetzt und diese Fragebögen unabhängig voneinander beantwortet. Beim Fragebogen von Mentzel hat der Autor von 25 Fragen 11 Fragen mit ja beantwortet und ist mit ziemlicher Sicherheit arbeitssüchtig. Der Test von Robinson hatte ein Ergebnis von 44 Punkten und damit gilt der Autor nicht als arbeitssüchtig. Natürlich kann man Äpfel nicht mit Birnen vergleichen und es spielen ja auch noch andere Faktoren eine wichtige Rolle, wie z.B. die Unvoreingenommenheit gegenüber solchen Tests. Was im Fall des Autors nicht zutrifft, da dieser sich mit dem Verfahren intensiv auseinandergesetzt hat.

Auch wenn die Fragenbögen bis heute nicht als sicheres Indiz dienen, um eine Arbeitssucht zu bestätigen, können diese Fragen als Leitfaden für Gespräche mit Betroffenen genutzt werden. Aber auch die bis hierhin behandelte Themen können einen Hinweis darauf geben, ob eine Prävention zur Arbeitssucht notwendig ist und ob die Führungskraft intervenieren sollte.

7 Workaholic im Krankenkassensystem

Wie schon in dieser Facharbeit beschrieben, ist Workaholic nicht im internationalen Klassifikationssystem psychischer Verhaltensstörungen aufgenommen. Da es somit auch keine anerkannte Krankheit ist, gibt es auch keine genauen Diagnosen. Somit ist Workaholic auch nicht im Leistungskatalog der Krankenkassen aufgelistet wie z.B andere Suchterkrankungen, wie Alkoholismus oder Spielsucht. Das bedeutet, dass sich der Bundesausschuss seit 1980 nicht mit dem Thema Workaholic auseinandergesetzt hat. Somit werden nur die Folgen des Workaholics, wie z.B. Depressionen oder Burnout von den Krankenkassen übernommen, da diese im Leistungskatalog aufgenommen wurden. Da erst die Spätfolgen des Workaholics behandelt werden, sind schon schwerwiegende Folgen aufgetreten, da sich der Workaholic schon in einem fortgeschrittenen Stadium befindet. Das sich der Bundesausschuss nicht mit dem Thema Workaholic auseinandersetzt und da der Workaholic unter anderem auf Platz 2 der Nichtkrankheiten (Anh. 03) steht, ist Anlass, dass sich im Rahmen der Führsorgepflicht des Arbeitgebers das Betriebliche Gesundheitsmanagement (BGM) diesem Thema widmen sollte. Aber auch der Arbeitnehmer hat eine Fürsorgepflicht, auf die er von der Führungskraft hingewiesen werden sollte.

8 Workaholic im BGM

Das Workaholic in Gesundheitsberufen eine wichtige Rolle spielt, steht sicherlich jetzt nicht mehr in Frage und somit muss sich das BGM damit auseinandersetzen, um die Folgen, wie z.B. der Ausfall eines Mitarbeiters beim Burnout, entgegenzuwirken. Aber auch aus betriebswirtschaftlichen Gründen sollte sich das BGM mit dem Thema Workaholic auseinandersetzen, denn, wie schon in dieser Facharbeit behandelt, schaden „konstruktive" und „destruktive" Workaholic den Unternehmen sogar. Aber wo genau kann das BGM intervenieren? Das BGM sollte tatsächlich schon präventiv intervenieren, bevor ein Mitarbeiter neu im Unternehmen anfängt. Das heißt, dass der Touchpoint „Stellenanzeige" oder auch das „Anforderungsprofil" so formuliert werden müssen, dass sich kein Workaholic angesprochen fühlt (vgl. Rademacher. 2017: S 44). Eine Formulierung wie „Wir suchen eine flexible Fachkraft die bereit ist, auch Mehrarbeit zu leisten" würde einen

Workaholic direkt ansprechen und sich evtl. im Personalauswahlverfahren durchschleusen. Also sollte das BGM auch intensiv mit der Personalabteilung zusammenarbeiten. Daraus ergibt sich, dass das BGM auch allgemeine Präventionsmaßnahmen einleiten muss, welche Mitarbeiter berücksichtigen, die schon im Unternehmen angestellt sind. Somit ist das BGM im gesamten Onboarding Verfahren beteiligt und alle Bereiche im Unternehmen sind betroffen. Das wiederum bedeutet, dass alle Bereiche eng zusammenarbeiten müssen. Deswegen ist auch die Unternehmenskultur eines Betriebes entscheidend für ein gesundes Arbeitsklima. Für die Organisation eines BGM können sich Betriebe Unterstützung von Krankenkassen, aber auch Berufsgenossenschaften einholen. Aber um einen Erfolg zu erzielen, sollten die Stellen bzw. Aufgaben intern besetzt werden. Je nach Betriebsgröße kann ein Steuerkreis gebildet werden, wo optimal auch die Personalabteilung, der Betriebsrat sowie die Fachkraft für Arbeitssicherheit und der Betriebsarzt eine Funktion haben. Aber auch Wertschätzung von Kollegen und ein transformativer Führungsstil der Führungskraft wirken Workaholic entgegen (vgl. Rademacher. 2017: S 18). Es gibt als Unternehmen zahlreiche Möglichkeiten im BGM, um auf einen gefährdeten Personenkreis zu reagieren, die Anzeichen eines Workaholics zeigen. Die Drei Ebenen der Prävention zeigen ein Modell, welches schon in Vorfeld eingreift.

9 Drei Ebenen der Prävention des BGM

Die drei Ebenen der Prävention im BGM zeigen Möglichkeiten auf, wo man im Unternehmen intervenieren kann, um einem Workaholismus entgegenzuwirken. Die drei Ebenen greifen dabei ineinander über.

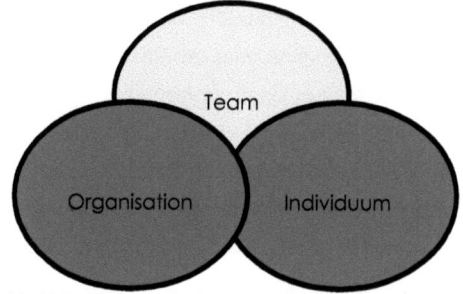

Abb. 03 Drei Ebenen der Prävention (Eigene Darstellung)

9.1 Organisation

Bei der Organisation können die Unternehmen auf das Thema Workaholic aufmerksam machen, Indem sie dieses Thema in den Fortbildungskalender aufnehmen und mit Fachvorträgen durch geschultes Personal das Team aufklären lassen, damit diese einen Überblick über das Phänomen Workaholic und dessen Symptomatik bekommen. Aber allein das Wissen um das Phänomen Workaholic reicht nicht aus. Deswegen sollte man hierarchieübergreifend Arbeitsgruppen bilden, welche sich mit dem Thema beschäftigen und einen Maßnahmenplan entwickeln, welche Touchpoints bzw. Anziehungsquellen für Workaholic vermieden oder sogar ersetzt werden müssen. Das fängt, wie schon beschrieben, bei der Stellenanzeige an und zieht sich durchs ganze Unternehmen. Dabei sollten die Arbeitszeiten, sowie die Pausenregelung nicht vernachlässigt werden. Damit diese Maßnahmen auch fruchten wäre eine Grundvoraussetzung, dass die Ernsthaftigkeit vorhanden ist und die Geschäftsführung dahintersteht. Denn ohne entsprechende Ressourcen, wie Zeit, Räumlichkeiten, finanzielles Budget und das Handeln der Führungskräfte als positives Rollenmodell, werden diese präventiven Maßnahmen keine effektive Wirkung zeigen (vgl. Rademacher. 2017: S 33). Also dürfen es nicht nur Lippenbekenntnisse sein, sondern es muss darüber hinausgehen, damit es eine positive Grundeinstellung im Unternehmen gibt, was in einigen Unternehmen schwerfällt, da es Führungskräfte gibt, die selbst von Workaholic betroffen sind und im Rahmen der transformativen Führung die Maßnahmenpläne nicht selbst umsetzten.

9.2 Team

Die geplanten Maßnahmenpläne, können darum nur in den einzelnen Teams und Arbeitsgruppen umgesetzt werden, wenn diese auch durch die Führungskräfte vorgelebt werden und dadurch die Mitarbeiter motivieren. Durch diese Intervention ist es wahrscheinlicher, dass die Mitarbeiter arbeitssüchtiges Verhalten erkennen und auch melden, wenn sie solches beobachten. Aber nicht nur das Vorleben ist entscheidend, sondern auch persönliche Gespräche mit auffälligen Mitarbeitern, Teammeetings und Workshops sind hilfreiche Instrumente einer Führungskraft. Denn nur durch intensives Auseinandersetzen mit seinem eigenen Arbeitsverhalten kann einer Arbeitssucht vorgebeugt werden und die Betroffenen bewegen sich aus ihrer Komfortzone (vgl. Rademacher. 2017: S33). Aber auch die Stärkung des

Teamgeistes sollte mit bedacht werden, da die Kollegen in Phasen einer hohen Arbeitsbelastung eine wichtige Rolle spielen, deswegen sollte das Ziel der geeigneten Maßnahmen darin bestehen, eine Teamkultur aufzubauen, in der ein Abgleiten in eine Arbeitssucht nicht möglich ist. Also wäre die Teamentwicklung ein weiterer entscheidender Faktor ist, um ein arbeitssüchtiges Verhalten zu unterbinden. Auf die Teamentwickung selbst möchte der Autor in dieser Facharbeit nicht eingehen, sondern auf die Fachliteratur verweisen, wie die Teamuhr von Bruce Tuckman. Es ist aber entscheidend, dass man das Thema soweit hat, dass diese betroffenen Kollegen auf ihr arbeitssüchtiges Verhalten hingewiesen werden und ihr Fehlverhalten, wie das Übernehmen von Aufgaben, konsequent missbilligen. Dieses Verhalten kann dazu führen, dass die betroffen ihre Scharm- und Schuldgefühle überwinden. Dabei kann ein Teamcouch unterstützen (vgl. Rademacher. 2017: S 34).

9.3 Individuum

Das Individuum selbst spielt natürlich eine wichtige Rolle, da diese ja, wie schon beschrieben, soziale Beziehungen missbilligen, weil diese das Vorankommen der Arbeitsleistung minimieren. Durch dieses Verhalten kann es sein, dass die Betroffenen durch das soziale Netz rutschen oder sich bewusst oder auch unbewusst dem entziehen. Somit muss mit diesen Betroffenen ein Vier-Augen-Gespräch geführt werden, wobei auch die M-Kompetenz mit einbezogen werden muss, da eine psychologische Gesprächsführung in diesem Fall erforderlich ist. Zu diesem Gespräch kann man als Gesprächsleitfaden die Risikotests im Anhang miteinbeziehen. (vgl. Rademacher. 2017: S 34). Da diese Art von Mitarbeitergesprächen nicht das Tagesgeschäft ist, sollte die Führungskraft bei fehlender Felderfahrung eine weitere Person mit einbeziehen. Aber auch betroffene Kollegen, die unter Arbeitssucht leiden oder gelitten haben, können den Betroffenen ein Feedback geben und dadurch ermutigen, sich dem Thema Workaholic zu öffnen (vgl. Rademacher. 2017: S 35). Diese drei Ebenen der Prävention sind eine Möglichkeit die Ziele im BGM zu erreichen bzw. sie geben eine grobe Richtung vor, um der Arbeitssucht vorzubeugen.

10 Ziele der Prävention im Workaholic

Um die Ziele der Prävention zu erreichen, muss als erster Schritt auch auf die Emotionen der gefährdeten Mitarbeiter eingegangen, und Veränderungsimpulse eingeleitet werden. So wirken Bonuszahlungen und viel Zuspruch eher positiv auf die Betroffenen bzw. Gefährdeten und sollten minimiert werden, da sonst eine Motivation entstehen kann und sich das Arbeitspensum so erhöht, dass sich dadurch eine Arbeitssucht manifestieren kann. Natürlich müssen auch noch andere Faktoren berücksichtigt werden. Um der Arbeitssucht vorzubeugen, spielen drei Faktoren eine Rolle.

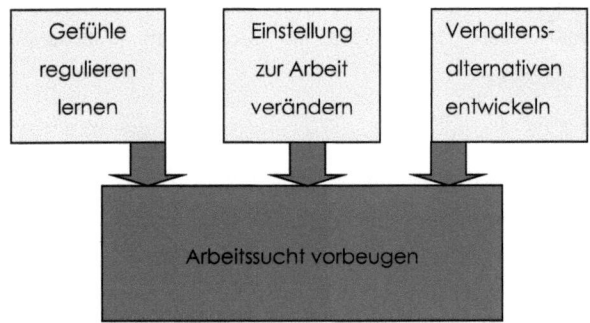

Abb. 04 Ziele der Arbeitssucht (Eigene Darstellung)

10.1 Gefühle regulieren lernen

Die Gefühle regulieren lernen ist gerade in der Anfangsphase nicht leicht, da durch ein Erfolgserlebnis Hormone produziert und freigesetzt werden, die dafür sorgen, dass das Erleben von Schmerzen und Ermüdung minimiert wird. Gerade letzteres spielt in der Anfangsphase beim Workaholic eine wichtige Rolle. Aber es werden auch Glückgefühle ausgelöst, welche der Betroffene immer wieder verspüren möchte und es fällt ihm schwer, sich von den selbst produzierten „Highs" zu trennen (vgl. Rademacher. 2017: S 35). Hierbei ist das Ziel, dass Kollegen den Leidensdruck des Betroffenen minimieren, indem diese kritischen Aspekte thematisiert werden und die fachlichen Risiken, wie z.B. bei Alleingängen oder das Nichteinhalten von Ruhezeiten angesprochen werden. Dadurch wird es für den Workaholic nicht mehr reizvoll und er erkennt, dass sein Engagement nicht nur positive Seiten hat. Er beleuchtet sein Arbeitsverhalten kritisch. Den Glücksgefühlen des Betroffenen entgegenzuwirken, indem man als Führungskraft keine Anerkennung für die erbrachte Leistung gibt, bringt in diesem Fall nichts. Denn dadurch wird das intensive Arbeiten nur noch verstärkt. Durch diese Selbstreflexion kommt es zu einem Umdenken bei den Zielen der Arbeit und es kommt zu einem Umdenken in der Einstellung.

10.2 Einstellung zur Arbeit ändern

Um die Einstellung zur Arbeit zu verändern ist es wichtig, dass sich der Betroffene im Klaren ist, dass er dadurch sein Verhalten ändert und eine Selbstregulation für diesen Prozess unverzichtbar ist. Ein wichtiger Aspekt bei der Selbstregulation ist die Selbstbeherrschung, also die Fähigkeit, Wünschen und Impulsen, aber auch kurzfristiger Bedürfnisbefriedigung zu widerstehen. Aber auch Gefühle und Emotionen zu kontrollieren sind Aspekte, die für eine Verhaltensänderung wichtig sind. Knapp gesagt müssen die Betroffenen lernen, sich nicht nur bei der Arbeit gut zu fühlen, sondern auch in der Freizeit. Die Problematik ist aber, dass durch die fehlende Arbeit negative Emotionen kommen, wie Langeweile oder Wertlosigkeit. Die Betroffenen geraten schnell wieder in alte Muster, um die Glücksgefühle wieder zu bekommen, auch wenn sie diese dann im Ehrenamt ausüben. Deswegen wäre es von Vorteil, dass die Betroffenen die sozialen Kontakte bei der Arbeit eigentlich meiden, trotzdem gemeinsam mit anderen Kollegen die Pause verbringen und positives Feedback für das neue Arbeitsverhalten erhalten. Sollte das nicht ausreichen, müssen die Coachinggespräche intensiver gestaltet werden (vgl. Rademacher. 2017: S 36).

10.3 Verhaltensalternativen entwickeln

Das Ziel der Verhaltensänderung ist es, dass es der Betroffene lernt, Arbeit abzugeben, ohne sich dabei schlecht zu fühlen. Dass dieser Prozess gelingt, dafür ist es entscheidend, dass man weiß, was derjenige dafür benötigt Das ist aber immer individuell. In Gesprächsgruppen kann man dann die Ursachen für das Verhalten herausfinden und gemeinsame Coachingstrategien ausarbeiten, wie man in bestimmten Situationen reagieren muss. Ein wichtiger Faktor ist aber auch das Vertrauen zum Vorgesetzten. So macht es Sinn, wenn die Führungskraft auch Lob ausspricht, wenn eine Sache nicht sofort erledigt wird, wie z.B. das Verschicken einer E-Mail oder eine Inventur der Verbrauchsmaterialien (vgl. Rademacher. 2017: S 37). Auch wenn es nicht gelingt die Verhaltensmuster komplett zu ändern, sollten die

Betroffenen Zuspruch erhalten, damit die Motivation erhalten bleibt und es dadurch zu einer Routine kommt. Auf die Ebenen der Prävention, sowie die Ziele der Prävention wurde ein kleiner Einblick gegeben. Die Herausforderung besteht, darin diese Maßnahmen im Unternehmen auch effektiv umzusetzen, damit der Veränderungsprozess auch gelingt.

11 Präventive Maßnahmen im Unternehmen umsetzten

Wie in der Facharbeit schon erläutert ist ein wichtiger Faktor, dass die Geschäftsführung hinter dem Veränderungsprozess steht. Aber auch die Mitarbeiter aller Station des Unternehmens müssen alle für die Veränderung sein, da es keinen Sinn macht, dass einzelne Stationen eine „Anti-Workaholic-Initiative" betreiben und andere diesen Prozess nicht durchlaufen. Da dadurch die Überzeugungskraft leidet und Mitarbeiter in ein nichtambitioniertes Team wechseln könnten (vgl. Rademacher. 2017: S 37). Dass dieser Prozess nicht sofort gelingt, sondern Schritt für Schritt durchlaufen werden muss, ist selbstverständlich. Anhand eines Modells (Anh. 04), was auf dem Veränderungsprozess von John Kotter beruht (Anh. 04), welcher das Modell von Kurt Lewin modifiziert hat, möchte der Autor diese 8 Schritte erläutern.

11.1 Dringlichkeit (Erster Schritt)

Damit die Dringlichkeit dieses Umdenkens in einem Unternehmen von allen Mitarbeitern mit Ernsthaftigkeit gesehen wird, sollte die Geschäftsführung einen Vortrag bei einer dafür einberufenen Versammlung halten. Dabei kann sie die Ernsthaftigkeit durch Zahlen, Daten und Fakten wie z.B Krankheitstage oder geleistete Überstunden erläutern. Die einberufene Versammlung muss eine Pflichtveranstaltung sein, damit alle Mitarbeiter aufgefordert werden, sich mit diesem Thema zu beschäftigen. Am Ende sollte aber klargestellt werden, dass es sich nicht um einen Wettbewerb handelt, sondern ein neuer Bestandteil der Betriebskultur sein wird.

11.2 Präventionsteam aufbauen (Zweiter Schritt)

Damit es gelingt, eine klare Struktur in diesem Prozess zu festigen, muss umgehend so früh wie möglich ein Team gebildet werden, damit der Veränderungsprozess ein

Erfolg wird. Es ist für dieses Team entscheidend, dass es aus allen Bereichen des Unternehmens zusammengesetzt ist. Die Teammitglieder sollten dabei folgende Kompetenzen haben:

- Teamfähigkeit/Planungssicherheit
- strategisches und analytisches Denken
- sicherer Umgang mit Kompetenzen/Kommunikative Kompetenzen
- Empathie (vgl. Rademacher. 2017: 39).

Aber nicht nur die Kompetenzen sind entscheidend, sondern auch die Überzeugung an der Veränderung und die Freiwilligkeit an der Teambildung. Das Team sollte auch soweit autorisiert seine entsprechende Veränderung durchführen zu dürfen und über ausreichende Ressourcen verfügen. Damit sich das Team festigt muss es sich kennen lernen und gemeinsame Regeln und Normen für die Zusammenarbeit festlegen. Für diesen Prozess könnte man sich nach dem Modell der Teamentwicklung von Bruce Tuckman richten (Anh. 5) Wenn sich das Team in einer arbeitsfähigen Phase befindet kann es sich daran machen, eine Vision des Präventionsprogrammes anzufertigen.

11.3 Vision für eine gesunde Arbeitshaltung entwickeln (Dritter Schritt)

Wenn sich das Team gefestigt hat und produktiv arbeiten kann, sollte es die Visionen, welche sie hat, in Zielen festhalten. Dabei muss darauf geachtet werden, dass es sich um Annährungsziele handelt und nicht um Vermeidungsziele. Da Vermeidungsziele, wie z.B. „Arbeitssucht keine Chance" geben, negative Assoziationen auslösen, da das Wort Sucht einen negativen Charakter hat. Es sollten lieber positive Annährungsziele, wie z.B „Gemeinsam eine Kultur des gesunden Arbeitens pflegen" verwendet werden. (vgl. Rademacher. 2017: S 39).

Die Zielformulierung könnte man nach dem SMART Kriterium durchführen

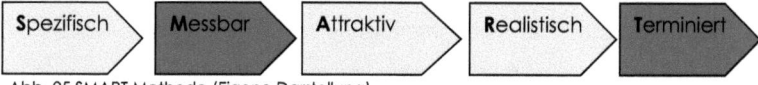

Abb. 05 SMART Methode (Eigene Darstellung)

Jedoch ist der Zeitpunkt („die Terminierung") offen zu halten, da es sich um einen Prozess handelt, bei dem der Zeitraum nicht eingeschätzt werden kann, weil es sich um einen dauerhaften Prozess handelt. Bei der Messbarkeit ist es ähnlich zu sehen, da man eine Messbarkeit nur feststellen kann, wenn man einen festen Zeitpunkt festlegt. Jedoch können im späteren Verlauf bei der Implementierung neue Ziele festgelegt werden, wo eine Messbarkeit und eine Terminierung möglich sind (vgl. Rademacher. 2017: S39).

11.4 Vision und Umsetzungsstrategien kommunizieren (Vierter Schritt)

Eines der 5 Axiome von Paul Watzlawick ist „Man kann nicht nicht kommunizieren". In diesem Schritt 4 spielt die Kommunikation eine wichtige Rolle und es kann eigentlich nicht zu viel kommuniziert werden. Deswegen sollte eine Vielzahl von Kanälen dafür genutzt werden, die Mitarbeiter zu informieren. In der Praxis haben sich dafür Vorträge, Teammeetings, aber auch Berichte in einer Mitarbeiterzeitung bewährt. Kritische Mitarbeiter, welche der Veränderung skeptisch gegenüberstehen, sollten damit bei Vorträgen konfrontiert werden und ihre Bedenken äußern. Es macht Sinn, wenn der Referent diese skeptische Äußerung als Frage offen in den Raum stellt, damit die Skepsis wiederlegt werden kann. Es macht auch Sinn, bei so einer starken Veränderung die Bedenken und Befürchtungen zu erfassen und festzuhalten, um entsprechend zu intervenieren. Eine Möglichkeit dafür wäre die Nutzung des Resistance Radar (Anh. 06). Damit sich die Mitarbeiter auch aktiv beteiligen, muss man als Führungskraft als Vorbild agieren und eine Work Life Balance vorleben.

11.5 MitarbeiterInnen aktiv beteiligen (Fünfter Schritt)

Da sich die Mitarbeiter im gesamten Implementierungsprozess aktiv beteiligen sollen, wäre es hilfreich, wenn diese sich gemeinsam zu Verhaltensweisen verpflichten, welches man bei einem Teammeeting initiieren kann. Diese Vorgehensweise ist entscheidend, da sich dadurch das Team schnellstmöglich gegenseitig auf kritische Verhaltensweisen aufmerksam machen kann. Es ist dabei sehr wichtig, dass alle Mitarbeiter Ideen einbringen können und diese auch gehört werden. Auch wenn diese Ideen und Denkanstöße außergewöhnlich sind. Da sich sonst die Mitarbeiter nicht mehr wertgeschätzt fühlen und sich zurückziehen. Deswegen können kurzfristige Ziele hilfreich sein.

11.6 kurzfristige Ziele erreichen (Sechster Schritt)

Damit sich kein Mitarbeiter zurückzieht und die präventiven Maßnahmen beibehalten werden, sollten die Maßnahmen nun auch erste Erfolge aufweisen.

Dieser Vorgang ist für das ganze Team entscheidend, genauso wie für jeden Einzelnen. Wenn ein Arbeitssuchtgefährdeter oder ein Workaholic sein Verhalten ändert, muss dieses vom Umfeld umgehend wahrgenommen und gelobt werden, da sonst die Gefahr eines Zurückfallens besteht (vgl. Rademacher. 2017: S 41). Diese positive Stärkung ist entscheidend für den Veränderungsprozess und dass Erfolge wertgeschätzt und gesichert werden.

11.7 Erste Erfolge wertschätzen und sichern (Siebter Schritt)

Diese kleinen oder auch großen Erfolge festigen den Gedanken an die Machbarkeit und stärken das Vertrauen, sowie der Motivation. Der Gedanke an die Machbarkeit und die Motivation können dazu beitragen, dass der Stresslevel dabei den Betroffenen nicht so spürbar ist. Diese Motivation kann zudem gestärkt werden, wenn man die Erfolge visualisiert, wie z.B. in Mitarbeiterzeitschriften. Das hat zur Folge, dass es auch zur Motivation kommt, wenn die Erfolge mal nicht so groß sind (vgl. Rademacher. 2017: S 41). Deswegen ist es entscheidend, dass die Veränderungen im Alltag verankert werden.

11.8 Veränderungen im Verhalten im Alltag verankern (Achter Schritt)

Das Verhalten muss sich verankern und verfestigen, damit es auf Dauer auch zu keinem Rückfall kommt, gerade in Situationen, wo die Gefahr eines Rückfalls besteht. Deswegen sollten die Betroffenen z.B. Motokarten erhalten, wo draufsteht, welche Aufgaben zu erledigen sind und welche nicht (vgl. Rademacher. 2017: S. 42). Dass die Gefahr weiterhin minimiert wird und es zu einer Verankerung bzw. zu einer Verfestigung kommt, sollten betroffene Personen Selbsthilfegruppen aufsuchen und das soziale Umfeld darüber informieren. Aber auch das Verhalten im Ehrenamt muss sich verankern und verfestigen, damit es keine Suchtverlagerung gibt. Falls das nicht fruchtet muss man andere Maßnahmen zur Prävention einleiten.

12 Mögliche Maßnahmen zur Prävention

Wie schon in der Facharbeit behandelt, gibt es Drei Ebenen der Prävention. Der Autor möchte hier als kleinen Anreiz auf mögliche Maßnahmen hinweisen, welche sich bewähren könnten.

12.1 Maßnahmen der Organisationsebene

- Bei dieser Ebene könnte man das Leitbild des Betriebes so ändern, dass es ein gesundes Arbeiten fördert. Dafür muss es im gesamten Betrieb umgesetzt werden.

- Eine Schulung von Führungskräften und des Betriebsrates sowie der Gesundheitsbeauftragten des Betriebes in der Thematik Workaholic könnte ein erster Schritt sein, um intern bei größeren Betrieben einen Anlaufstützpunkt für Betroffene aufzubauen,

- Regeln festlegen, was die Verfügbarkeit in Sachen Telekommunikation und E-Mail-Kontakt angeht. (Sperren ab einer Uhrzeit).

12.2 Maßnahmen auf Teamebene

- Teambildungsmaßnahmen, wodurch ein stärkerer Zusammenhalt entsteht,

- Missbilligung von arbeitssüchtigem Verhalten,

- Teamcoaching bei Bedarf.

12.3 Maßnahmen der Individualebene

- E-Mails nur noch 1-2-mal am Tag lesen, sowie feste Seiten der Telekommunikation festlegen,

- Einrichten von Ruhepausen zu festen Zeiten (Terminblocker),

- Zeit mit Familie verbringen, sowie regelmäßig einem Hobby nachgehen,

- Einzelcoaching & Entspannungsübungen. (vgl. Rademacher. 2017: S. 46).

Es ist nur ein kleiner Einblick in die Vielfältigkeit, welche Möglichkeiten man als Führungskraft hat, um Maßnahmen zur Prävention zu tätigen. Aber wie schon behandelt ist es dafür unverzichtbar, dass die Führungskraft auch die Trigger Faktoren kennt und einen Leitfaden entwickelt, welcher die Präventionsmaßnahmen unterstreicht.

13 Telefonat mit der Selbsthilfegruppe der Anonymen Workaholic

In der Bundesrepublik Deutschland gibt es wie schon erwähnt ca. 300.000 Workaholic. Die Dunkelzahl ist laut Schätzungen der Suchtforscher größer, was die hohe Anzahl der Anfragen bei den Selbsthilfegruppen „Anonyme Arbeitssüchtige" (AAS.) bestätigt. In den 16 Bundesländern der Bundesrepublik Deutschland gibt es 21 Gruppen, wovon eine ihren Sitz in XY hat, und zwar in XY. Der Autor hat mit dem Gruppenleiter Herr XY Kontakt aufgenommen, um ein Treffen zu organisieren, um mehr über das Thema Workaholic zu erfahren und um mit Betroffenen ins Gespräch zu kommen. Herr XY teilte dem Autor mit, dass ein Treffen nicht möglich ist, da die Mitglieder auch hohe Positionen besetzen und es schon eine Überwindung gewesen ist, sich in einem Treffen zu outen. Herr XY hat dem Autor eine Telefonkonferenz angeboten (Dauer 10 Min). In diesem Gespräch bestätigte Herr XY, dass die Anzahl der Workaholic doch größer sein muss als gedacht, da im Durchschnitt pro Monat 5 neue Anfragen eingehen. Es ist aber bedenklich, dass von den 5 Anfragen nur 1 Person tatsächlich zum Treffen erscheint. Das Geschlechterverhältnis ist laut Schätzung von Herr XY bei 60% Männer und 40% Frauen. Auf die Frage nach dem dritten Geschlecht, hat der Autor verzichtet, um den Gesprächsverlauf nicht zu stören, welcher von Herr XY geführt wurde. Der Autor hat erfragen wollen, welche Symptome sich bei den Teilnehmerinnen äußern und ob welche in ärztlicher Behandlung sind. Darauf hat Herr XY keine Antwort geben wollen. Am Ende des Gesprächs teilte Herr XY auf Nachfrage des Autors noch mit, dass es eine Checkliste (Anh. 08). für einen gesunden Arbeitsstil gibt, welchen er den neuen Gruppenmitgliedern mitteilt und dass diese Checkliste in einigen Fachliteraturen zum Thema Workaholic zu finden ist. Herr XY hat das Telefonat nach 13 Minuten abgebrochen. (XY. 2019. 16:45) Auf Nachfrage des Autors muss der Name nicht anonymisiert werden.

14 Leitfaden für die Führungskraft gegen Workaholic

Wie am Anfang der Facharbeit schon angesprochen ist eine richtige Formulierung des Anforderungsprofils und der Stellenanzeige entscheidend, um einen Workaholic nicht anzusprechen. Trigger für einen Workaholic sind unter anderem die Wörter „überdurchschnittlich" oder auch „flexibel". Beim Vorstellungsgespräch sollte die Führungskraft auf diese Wörter ebenfalls verzichten und hellhörig werden, wenn diese vom Bewerber geäußert werden oder dieser sich als „Perfektionist" bezeichnet. Wenn solche Schlüsselwörter geäußert werden, wäre es optimal, wenn die Führungskraft den Bewerber fragt, wie dieser für Ausgleich sorgt. Ein weiterer Punkt wäre, dass man seinen Mitarbeitern klare Ziele setzt und das nicht nur in Mitarbeiterjahresgesprächen. Dabei ist entscheidend, dass diese Ziele auch einen ausreichenden Zeitraum haben, wo diese erledigt werden können und die Mitarbeiter auch die entsprechenden Ressourcen dafür haben, um die Ziele zu verfolgen. Es ist trotz Vorgabe von der Führungskraft darauf zu achten, dass die Arbeitszeit nicht überschritten wird. Es macht Sinn, seine Mitarbeiter auch zu schulen und z.B, dass Eisenhower Prinzip (Anh. 07) bekannt zu machen, um Dringendes von nicht so Dringendem zu unterscheiden. Aber auch das richtige Zeitmanagement sollte mit dem Betroffenen erörtert werden. Ein weiterer wichtiger Aspekt wäre, dass man Perfektionismus nicht lobt und Über-Engagement missbilligt, denn eine ungefragte Mehrarbeit ist ein typisches Verhalten eines Workaholics. Nur durch solche Maßnahmen kann die „Krankheitseinsicht" bei den Betroffenen geweckt werden. Es ist von Vorteil, wenn Sie als Führungskraft Erfolge mit den Betroffenen zusammen feiern, um das Wir-Gefühl zu erhalten. Dabei muss auch reflektiert werden, was genau „positiv", aber auch was „negativ" gelaufen ist. Dabei wäre es hilfreich, wenn man die Betroffenen dazu ermutigt, die negativen Vorkommnisse beim nächsten Mal zu vermeiden. Aber auch auf eigene Fehler muss hingewiesen und Verbesserungsmöglichkeiten aufgezeigt werden. Aber der entscheidende Faktor, dass man als Führungskraft ein Vorbild sein muss, ist unersichtlich. Deswegen heißt es auch als Führungskraft, dass man sich an die Pausenzeiten hält und diese nicht vorzeitig beendet. Aber auch das Homeoffice sollte unterbunden werden, genauso wie das Anhäufen vieler Urlaubstage (vgl. Rademacher. 2017: S. 44).

15 Fazit

In dieser Facharbeit für meinen Abschluss zur „Fachkraft für Leitungsaufgaben in der Pflege" habe ich mich ausführlich mit der Thematik Arbeitssucht bzw. Workaholic, mit dem Fokus auf meine Tätigkeit als Führungskraft, auseinandergesetzt, um damit den Workaholic präventiv entgegenwirken zu können. Leider kam ich zur Erkenntnis, dass Workaholic immer noch ein Tabuthema in der heutigen Gesellschaft darstellt und unterschätzt wird, obwohl ca. ¼ der Bevölkerung der Bundesrepublik Deutschland davon betroffen oder gefährdet ist. Das erstaunliche war aber auch, dass Workaholic nicht offiziell als Krankheit im internationalen Klassifikationssystem psychischer Verhaltensstörungen als Suchtverhalten bzw. Krankheit anerkannt wird. Und deswegen nur die Folgen des Phänomens „Workaholic" behandelt werden. Dass dieses aber auch aus betriebswirtschaftlichen Gründen enorme Kosten verursacht war für mich ein weiterer wichtiger Grund, mich mit diesem Thema intensiv auseinanderzusetzen. Die 10 Anzeichen eines Workaholics, sowie die Charaktereigenschaften eines Suchterkrankten haben mich zur Erkenntnis gebracht, dass es einige Parallelen gibt und dass es für den Arbeitssüchtigen eine Qual sein muss, seine Sucht nicht ausleben zu können, wenn dieser nicht bei der Arbeit ist. Eine Herausforderung in dieser Recherche waren die zahlreichen Einteilungen der Workaholic in unterschiedliche Typen, da nach Gefühl jeder Arbeitssuchtforscher seine eigene Einteilung hat, was eine Problematik darstellen könnte, da man so keinen gemeinsamen Nenner finden kann, wie man die Betroffenen einteilt. Ich habe mich auf die 4 Typen der Arbeitssucht fokussiert, welche in meiner Facharbeit zu finden sind. Warum ich mich gerade für diese Einteilung entschieden habe, könnte daran liegen, dass ich mich im „überfordert-zwanghaften Typ" wiedergefunden habe, was meine Arbeitsweise angeht. Durch die Arbeitssuchttriade nach Spencer und Robbins konnte ich einen Zusammenhang bzw. einen roten Faden zwischen den 4 Typen der Arbeitssucht finden. Die Herausforderung bestand darin, die Arbeitsbezogenheit und die Getriebenheit zu unterscheiden, da ich nicht genug Felderfahrung bzw. weiteres Hintergrundwissen hatte. Das Phasenmodell der Arbeitssucht nach Mentzel hat dieses ausgeglichen. In der weiteren Recherche bin ich auf zahlreiche Fragebögen zur Selbsteinschätzung gestoßen, wobei ich zwei genauer betrachtet und einen Selbsttest gemacht habe, wobei ein Ergebnis positiv und ein Ergebnis negativ ausfiel. Für mich war es trotz der zahlreichen Fragebögen, die zum Selbsttest im Umlauf sind erstaunlich, dass die Vielzahl dieser Fragebögen nicht für Arbeitssüchtige geeignet ist. Der praktische Teil, wo es um das BGM geht, war sehr erschreckend, weil mir nicht klar gewesen ist, dass das BGM schon so frühzeitig intervenieren muss, um Workaholic nicht zu fördern und dass das Thema sich durchs ganze Unternehmen zieht. Das Telefonat mit dem Gruppenleiter der Anonymen Arbeitssüchtigen hat mir die Augen weiter geöffnet, wie aktuell das Thema in unserer Gesellschaft tatsächlich ist. Ich komme somit zum Fazit, dass Workaholic ein wichtiges Thema ist, das nicht nur von der Politik weiterhin beleuchtet werden muss, sondern auch vom Rest der Gesellschaft und vor allem von den Kostenträgern, damit Workaholic endlich in den Leistungskatalog aufgenommen wird und die enormen Kosten der Folgebehandlung minimiert werden können. Aber auch als Führungskraft kann ich aktiv dazu beitragen, wenn ich die Geschäftsführung davon überzeugen kann, Workaholic in der Betriebskultur zu berücksichtigen. Eine Herausforderung besteht auch darin, die Betroffenen davon zu überzeugen, sich mit diesem Thema offen auseinanderzusetzen und nicht die Arbeitsstelle zu wechseln, um vor der zu flüchten. Zum jetzigen Zeitpunkt kann man sagen, dass eine Prävention bei Workaholic durchaus möglich ist, wenn diese in einem Steuerkreis geplant und umgesetzt wird. Es ist nur zu beachten, dass dieser Veränderungsprozess viel Zeit in Anspruch nimmt.

16 Zusammenfassung

In dieser Facharbeit geht der Autor auf das Thema Suchterkrankungen und Prävention ein mit dem Fokus auf Workaholic. Zum besseren Verständnis beschreibt der Autor einige Begrifflichkeiten mit einer vertieften Sichtweise, um die Hintergründe besser zu verstehen. Im Anschluss erläutert er den Begriff Workaholic und beschreibt den Wandel im Laufe der Zeit was die Anzahl der Erkrankten angeht. Im Anschluss wird auf die Anzeichen und Charakteristika eingegangen, welche bei Workaholic auftreten können. Desweiteren wird die Frage geklärt, ob es eine „gute" und eine „schlechte" Arbeitssucht gibt und welche psychologischen Profile sich daraus ergeben, bevor er die Typen der Arbeitssucht erläutert. Im Anschluss beschreibt er die Arbeitssuchttriade von Spence und Robbins sowie das Phasenmodell der Arbeitssucht nach Mentzel. Es folgen eine Beschreibung, sowie ein Selbsttest zur Thematik „Fragebögen zum Selbstcheck", ob man ein Workaholic ist. Desweiteren gibt er einen Einblick zum aktuellen Stand wie unser Gesundheitssystem zum Workaholic steht und wie man das betriebliche Gesundheitsmanagement für Workaholic sensibilisieren kann. Anschießend erläutert er die Drei Ebenen der Prävention und stellt eine Verknüpfung mit den Zielen der Prävention dar. Es werden zudem 8 Schritte erläutert, welche erklären wie man Maßnahmen im Unternehmen umsetzt. Darauf folgt eine Aufzählung von Maßnahmen, welche man im Unternehmen implementieren kann, um Workaholic entgegenzuwirken. Zum Schluss erläutert der Autor einen Leidfaden für die Führungskraft, welcher genutzt werden kann, um   mit einem Workaholic im Team zu arbeiten.

17 Literaturverzeichnis

Printmedien

Rademacher, U. (2017): Arbeitssucht. Workaholismus erkennen und verhindern. 2 Auflage. Wiesbaden: Springer Gabler Verlag

Poppelreuter, S. (1997): Arbeitssucht. 1 Auflage. Weinheim: Psychologie Verlags Union

Kamphausen, U. (2013): Prophylaxen in der Pflege. 8 Auflage. Stuttgart: Kohlkammer Verlag

Heide, H. (2003): Massenphänomen Arbeitssucht. Historische Hintergründe und aktuelle Entwicklung einer neuen Volkskrankheit. 3 Auflage. Bremen: Atlantik Verlag

Robinson, B. (2000): Wenn der Job zur Droge wird. Düsseldorf: Walter Verlag

Städele, M. (2008): Arbeitssucht und die zwanghafte Persönlichkeitsstörung. Eine theoretische und empirische Auseinandersetzung. Saarbrücken: VDM Verlag

Poppelreuter, S; Mierke, K. (2018): Psychische Belastungen in der Arbeitswelt 4.0. Entstehungen- Vorbeugen-Maßnahmen. Berlin: Erich Schmidt Verlag

Batthyanay; Pritz. (2009): Rausch ohne Drogen. Substanz ungebundene Süchte. Berlin: Springer Wien New York Verlag

Internetseiten

IfD Allensbach. (2019): Anzahl der Person in Deutschland die sich selbst als Workaholic einordnen würden von 2015 bis 2019

https://de.statista.com/statistik/daten/studie/173625/umfrage/selbsteinschaetzung-einstufung-als-workaholic/ [Stand: 27.09.2019 17:30]

Wirtschaftsforum. (2018): 10 Anzeichen, dass Sie ein Workaholic sind

https://www.wirtschaftsforum.de/listicles/listicle-82018-10-anzeichen-dass-sie-ein-workaholic-sind/ [Stand: 23.09.2019 16:45]

AOK Bundesverband. (2019): Endlich Urlaub und gleich mal krank Leisure Stickness

https://www.aok-bv.de/presse/medienservice/ratgeber/index_19789.html

[Stand: 02.10.2019 23:25]

Wirtschaftsmanagement-online. (2015): 2.9 Arbeitssucht-Erholungsunfähigkeit
Pathologische Anwesenheit

https://www.wissenschaftsmanagement-
online.de/sites/www.wissenschaftsmanagement-
online.de/files/migrated_wimoarticle/Arbeitssucht-Erholungsunfhigkeit-
PathologischeAnwesenheit_9.pdf [Stand: 29.09.2019 19:40]

managerseminare.de (2016): Neues Instrument deckt Wiederstände in Change
Projekten auf

https://www.managerseminare.de/ta_News/Neues-Instrument-deckt-
Widerstaende-in-Change-Projekten-auf,150233 [Stand: 01.10.2019 13:50]

Auskünfte

XY (2019): Gruppenleiter der Anonymen Arbeitssüchtigen in XY. Telefonische
Auskunft vom 02.10.2019

V. Anhang

Anhang 1

Risikotest zur Arbeitssucht nach Robinson

Um herauszufinden, ob Sie ein Workaholic" sind, bewerten Sie die folgenden Aussagen mit:

1 für „trifft nie zu",

2 für „trifft manchmal zu",

3 für „trifft oft zu" und

4 für „trifft immer zu".

Schreiben Sie die Zahl, die Ihre Arbeitsgewohnheiten am besten beschreibt, links vor die einzelnen Aussagen, und zählen Sie diese Punkte zusammen.

1. Ich mache lieber alles selbst, anstatt um Hilfe zu bitten.

2. Ich werde ungeduldig, wenn ich auf andere warten muss oder etwas zu lange dauert.

3. Ich habe es eilig und renne gegen die Uhr.

4. Ich werde gereizt, wenn man mich mitten bei der Arbeit unterbricht.

5. Ich bin immer beschäftigt und habe viele Eisen im Feuer.

6. Ich erledige zwei oder drei Dinge auf einmal (Beispiel: Ich esse, schreibe ein Memo und telefoniere).

7. Ich übernehme mehr Arbeit als ich verkrafte.

8. Ich habe ein schlechtes Gewissen, wenn ich mal nicht arbeite.

9. Wenn ich eine Arbeit erledigt habe, will ich konkrete Ergebnisse sehen:

10. Ich bin mehr am Endergebnis meiner Arbeit als an der Arbeit selbst interessiert.

11. Es geht mir nie schnell genug.

12. Ich werde wütend, wenn etwas nicht nach meinem Kopf geht.

13. Ich stelle immer wieder die gleiche Frage, ohne zu merken, dass ich die Antwort bereits bekommen habe.

14. Ich verbringe viel Zeit damit, Zukunftspläne zu schmieden, und vergesse dabei das Hier und Jetzt.

15. Ich arbeite länger als meine Kollegen.

16. Ich werde wütend, wenn andere nicht meinen hohen Anforderungen entsprechen.

17. Ich werde nervös, wenn ich eine Situation nicht im Griff habe.

18. Ich setzte mich oft mit knappen Terminen unter Druck.

19. Wenn ich nicht arbeite, fällt es mir schwer, mich zu entspannen.

20. Ich verbringe mehr Zeit mit meiner Arbeit als mit Freunden, Hobbys oder Erholung.

21. Ich stürze mich auf ein Projekt, um einen Vorsprung zu haben, auch wenn noch nicht alle Phasen beendet sind.

22. Ich ärgere mich selbst über die kleinsten Fehler, die ich mache.

23. Ich opfere mehr Zeit und Energie für meine Arbeit, als für meine Beziehung.

24. Ich vergesse oder ignoriere Geburtstage, Familientreffen, Jahrestage oder Feiertage und finde sie unwichtig.

25. Ich treffe wichtige Entscheidungen, bevor ich alle Fakten kenne und durchdacht habe.

Gesamtsumme

Die Auswertung dieses Risikotests zur Arbeitssucht sieht vor, dass das Erreichen eines Punktewertes zwischen 67-100 Punkten einen Hinweis darauf gibt eine Arbeitssucht zu haben. Wenn der Wert zwischen 57-66 Punkten liegen sollte ist man ein gemäßigter Arbeitssüchtiger. Ein Wert von unter 57 Punkten gilt als nicht arbeitssüchtig (vgl. Robinson. 2000: S.135)

Anhang 2:

Risikotest zur Arbeitssucht nach Mentzel

Ja /Nein

1. Arbeiten Sie heimlich (z.B in der Freizeit, im Urlaub)?

2. Denken Sie häufig an Ihre Arbeit (in der Freizeit)?

3. Arbeiten Sie hastig?

4. Haben Sie wegen Ihrer Arbeit Schuldgefühle?

5. Vermeiden Sie in Gesprächen Anspielungen auf Ihre

   Überarbeitung?

6. Haben Sie mit Beginn der Arbeit ein unwiderstehliches Verlangen

   weiter zu arbeiten?

7. Gebrauchen Sie Ausreden, warum Sie arbeiten?

8. Zeigen Sie ein besonders unduldsames, aggressives Verhalten

   gegenüber Ihrer Umwelt?

9. Versuchen Sie periodenweise nicht zu arbeiten?

10. Neigen Sie zu innerer Zerknirschung und dauernden Schuldgefühlen
    wegen des Arbeitens?

11. Versuchen Sie, sich an ein Arbeitssystem zu halten?

12. Haben Sie häufig den Arbeitsplatz oder das Arbeitsgebiet
    gewechselt?

13. Richten Sie Ihren gesamten Lebensstil auf die Arbeit aus?

14. Haben Sie bemerkt, dass Sie sich außer für die Arbeit für nichts mehr
    interessieren?

15. Zeigen Sie auffälliges Selbstmitleid?

16. Haben sich Veränderungen in Ihrem Familienleben ergeben?

17. Neigen Sie dazu, sich einen Vorrat an Arbeit zu sichern?

18. Vernachlässigen Sie Ihre Ernährung?

19. Arbeiten Sie regelmäßig am Abend? ∞

20. Haben Sie mitunter Tage und Nächte durchgearbeitet? ∞

21. Beobachten Sie einen moralischen Abbau an sich selbst? ∞

22. Führen Sie Arbeiten aus die eigentlich unter Ihrem Niveau sind? ∞

23. Wurde Ihre Arbeitsleistung geringer? ∞

24. Wurde Ihnen das Arbeiten zum Zwang? ∞

25. Wurden Sie wegen der Folgen Ihres Arbeitsstils schon einmal
    medizinisch und/oder psychologisch behandelt? ∞

Der Fragenbogen besteht aus 25 Fragen. Jede Frage kann entweder mit einem „Ja" oder mit einem „Nein" beantwortet/angekreuzt werden. Hat man von den 25 Fragen 5 Fragen mit einem „Ja" beantwortet ist man arbeitssuchtgefährdet. Hat man 10 oder mehr mit einem „Ja" beantwortet liegt eine Arbeitssuchtproblematik vor. (vgl. Städele. 2008: S.86).

Anhang 3:

Hitliste der „Nichtkrankheiten"

1. Älterwerden

2. Arbeitssucht

3. Langeweile

4. Tränensäcke

5. Ignoranz

6. Haarausfall

7. Sommersprossen

8. Große Ohren

9. Graues/Weißes Haar

10. Hässlichkeit

11. Geburt eines Kindes

12. Allergie gegen das. 21 Jahrhundert

13. Jetlag

14. Unglücklichsein

15. Zellulitis

16. Kater

17. Angst bezüglich der Penisgröße/Penisneid

18. Schwangerschaft

19. Ausrasten beim Autofahren

20. Einsamkeit

(vgl. Rademacher. 2017: S 22.)

Anhang: 04

Schritte des Veränderungsprozesses von John Kotter

Dringlichkeit aufzeigen
Führungskoalition aufbauen
Vision und Strategie entwickeln
Die Vision Kommunizieren
Hindernisse aus dem Weg räumen
Kurzfristige Erfolge sichtbar machen
Veränderung weiter antreiben
Veränderung in der Unternehmenskultur verankern

(Eigenentwurf)

Schritte, welche auf den Veränderungsprozess von John Kotter beruhen

Dringlichkeit herstellen
Präventionsteam aufbauen
Vision für gesunde Arbeitshaltung entwickeln
Vision und Umsetzungsstrategien kommunizieren
MitarbeiterInnen aktiv beteiligen
Kurzfristige Ziele erreichen
Erste Erfolge wertschätzen und sichern
Veränderungen im Verhalten im Alltag verankern

(vgl. Rademacher. 2017: S 38)

Anhang: 05

Modell der Teamentwicklung nach Bruce Tuckman

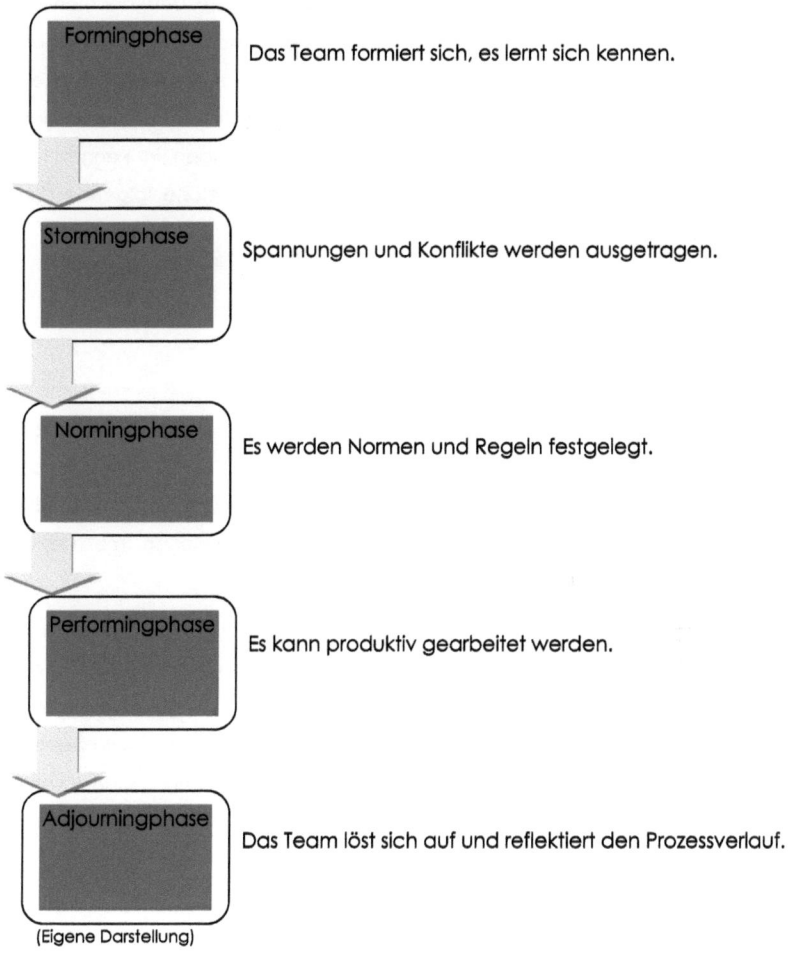

Formingphase	Das Team formiert sich, es lernt sich kennen.
Stormingphase	Spannungen und Konflikte werden ausgetragen.
Normingphase	Es werden Normen und Regeln festgelegt.
Performingphase	Es kann produktiv gearbeitet werden.
Adjourningphase	Das Team löst sich auf und reflektiert den Prozessverlauf.

(Eigene Darstellung)

Anhang: 06

Kleine Erläuterung zum Resistance Radar

Das Resistance Radar wurde vom Hersteller „Getrag", einem Unternehmen für Antriebstechnick, entwickelt. An der Entwicklung waren Bernd Langer und Norbert Brost beteiligt. Mit dem Resistance Radar sollen die Bedenken und Befürchtungen der Mitarbeiter gemessen werden. Es kommt im Bereich der Strukturveränderungen zum Einsatz. Dabei werden die Bedenken und Befürchtungen in Kennzahlen gemessen. Das Resistance Radar beruht auf 120 Fragen, welche folgende drei Seiten betrachten:

- Einschätzung der Ausgangslage,

- Einverständnis mit dem Verlauf und

- Identifikation mit dem Ziel.

Die 120 Fragen beleuchten zudem „harte" und „weiche" Faktoren. Die harten Faktoren beruhen auf sachlichen Argumenten, wie. z.B. nicht ausreichende Humanressourcen. Bei den weichen Faktoren spielen persönliche, emotionale Faktoren eine Rolle wie z.B. zu hohe Anforderungen, welchen man nicht gewachsen ist.

Pro Frage können 1-5 Widerstandpunkte gegeben werden, welche am Ende zum Total Resistance Faktor summiert werden. Dieses Endergebnis wird in die Resistance Radar Map eingetragen. Dabei entsteht eine Grafik, in der man genau erkennen kann, wo Widerstände zu finden sind. Wenn man alle Grafiken von Mitarbeitern aufeinanderlegt, sind Übereinstimmungen zu finden und man kann dementsprechend intervenieren (vgl. managerseminare. 2016: o.S). Der Autor hat absichtlich auf die 120 Fragen verzichtet.

Anhang: 07

Das Eisenhower Prinzip

Das Eisenhower Prinzip wurde vom ehemaligen US Präsidenten Dwight D. Eisenhower geprägt, der diese Methode angewendet hat, um Ordnung auf seinen Schreibtisch zu bekommen und schneller Entscheidungen treffen zu können. Dabei werden die Prioritäten nach Wichtigkeit und Dringlichkeit gesetzt. Diese können wiederum in hohe oder niedrige Wichtigkeit oder Dringlichkeit unterteilt werden. Dementsprechend ergeben sich vier Möglichkeiten.

B-Aufgabe	**A-Aufgabe**
Wichtig	Wichtig und dringlich
D-Aufgabe	**C-Aufgabe**
Papierkorb	dringend

(Eigene Darstellung)

A- Aufgaben

Es handelt sich um Aufgaben, welche Umgehend erledigt werden müssen.

B- Aufgaben

Es sind Aufgaben welche wichtig sind, aber noch nicht dringlich. Können somit noch warten, müssen aber im Kalender notiert werden.

C- Aufgaben

Es sind Aufgaben, welche keine hohe Wichtigkeit haben, aber dringlich sind. Solche Aufgaben können delegiert werden.

D- Aufgaben

Hierbei handelt es sich um Aufgaben, welche weder wichtig noch dringlich sind. Solche Aufgaben können in den Papierkorb oder in die Ablage.

Anhang: 08

Checkliste für einen gesunden Arbeitsstill

✓	Ich plane meine Tätigkeit gründlich im Voraus für die nächste Woche und verplane dabei maximal 80% der mir zur Verfügung stehenden Zeit.
✓	Ich blocke jeden Tag 1-2 Zeitfenster für Pausen und terminiere keine Telefonate oder Arbeitsbesprechungen in den Pausen.
✓	Wenn sich neue Aufgaben und Verpflichtungen ergeben, verschiebe ich andere Verpflichtungen entsprechend.
✓	Ich überlege mir bei jeder Aufgabe, was genau der Kunde/Kollege oder Vorgesetzte von mir erwartet und setze mir dies zu meinem Leistungsziel.
✓	Ich mache jeden Tag für einige Minuten einmal nichts aktiv.
✓	Ich achte auf meine Gesundheit und auf Anzeichen der Veränderung und nehme dieses zum Anlass, um Pausen zu machen
✓	Ich gebe (Teil) Aufgaben ab, wenn es möglich ist.
✓	Ich bitte frühzeitig um Unterstützung, wenn ich etwas nicht alleine schaffe und die Frist nicht einhalten kann.
✓	Ich lese nur 1-2-mal am Tag meine E-Mails und beantworte nur die wichtigen.
✓	Ich verlasse zum Feierabend gemeinsam mit den Kollegen die Firma und bleibe nicht länger.

(Quelle: Eigenen Darstellung in Anlehnung der E-Mail von den Anonymen Arbeitssüchtigen)

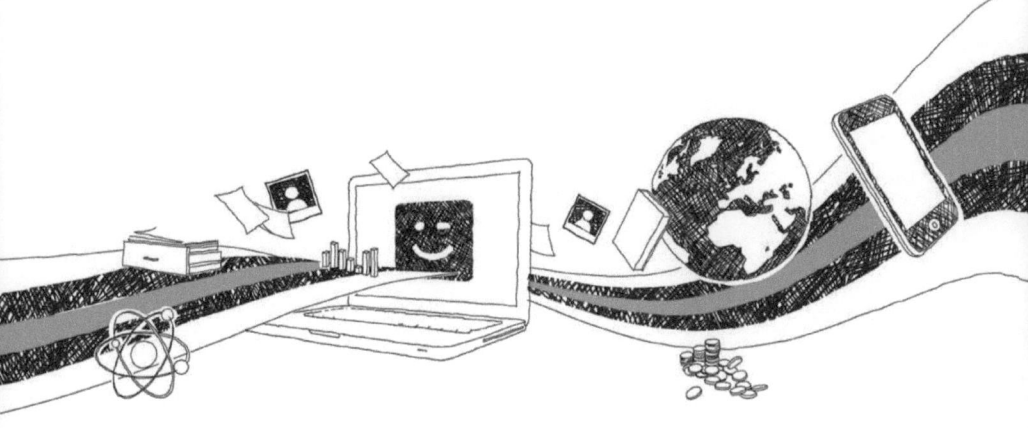
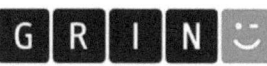